# TRAITEMENT D'URGENCE

DES

# HÉMATURIES VÉSICALES

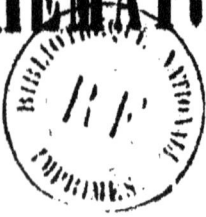

PAR

## Paul SAUVAN

DOCTEUR EN MÉDECINE

MONTPELLIER

IMPRIMERIE Gustave FIRMIN, MONTANE et SICARDI

Rue Ferdinand-Fabre et quai du Verdanson

1905

# TRAITEMENT D'URGENCE

## DES

# HÉMATURIES VÉSICALES

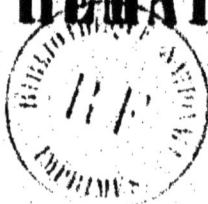

PAR

## Paul SAUVAN

DOCTEUR EN MÉDECINE

---

MONTPELLIER

IMPRIMERIE Gustave FIRMIN, MONTANE et SICARDI

Rue Ferdinand-Fabre et quai du Verdanson

—

1906

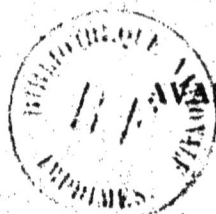

# AVANT-PROPOS

Il est une vieille coutume qui fait qu'on profite de la soute-
nance de sa thèse, pour remercier tous ceux qui nous sont chers
et qui, à des degrés divers, ont fait de nous ce que nous sommes.

Malheureusement, nos remerciements ne seront pas enten-
dus de tout le monde. Notre grand'mère et dernièrement notre
mère nous ont quitté prématurément. Nous n'oublierons jamais leur dévouement, et leur mémoire sera toujours ce que nous
vénérerons le plus. Il nous reste notre père et notre sœur sur lesquels nous avons reporté toute notre tendresse. Nous leur devons
tout, nous ne l'oublierons pas.

Nous garderons le souvenir de nos maîtres de l'Ecole et
des Hôpitaux de Marseille et de Montpellier. Qu'ils reçoivent
ici l'hommage de notre profonde reconnaissance.

Il nous reste un dernier devoir à remplir. M. le professeur
Forgue a bien voulu nous faire l'honneur d'accepter la prési-
dence de notre thèse ; nous le prions d'agréer, avec nos respectueux remerciements, l'hommage de notre profonde gratitude.

# INTRODUCTION

C'est sur les conseils de notre excellent maître, M. le docteur Escat, chargé du cours des maladies des organes génito-urinaires à l'Ecole de Médecine de Marseille, que nous avons entrepris ce travail sur le traitement d'urgence des hématuries vésicales.

Aussi nous hâtons-nous de lui rendre un public et respectueux hommage pour les conseils et l'aide bienveillants qu'il n'a cessé de nous prodiguer et pour la part qu'il a prise dans notre œuvre.

Pendant plus de deux ans nous avons suivi la clinique des voies urinaires ; nous avons été frappé par une des leçons de notre maître sur les difficultés qu'il y a pour triompher des hématuries qui, quelquefois, en très peu de temps, menacent la vie du malade ; aussi avons-nous pensé qu'il serait peut-être utile de réunir en un travail succinct les principales règles qui doivent présider au traitement de toute hématurie grave.

Il n'entre point dans notre esprit de vouloir être l'inventeur d'une méthode nouvelle. Tout a été dit et d'une façon magistrale par notre maître à tous en voies urinaires, le professeur Guyon. Nous ne faisons qu'exposer, la plupart du temps avec preuves à l'appui, la conduite à tenir pour un médecin, en face d'une hématurie grave. C'est une étude essentiellement pratique qui, nous l'espérons, rendra quelques services, surtout à ceux qui ne sont appelés à soigner des urinaires que par hasard et par suite de la gravité subite de la situation.

Nous n'aurons en vue, nous l'avons déjà dit, que les hématuries qui exigent, en raison de l'acuité et de l'intensité de l'hémorragie, une intervention immédiate.

Plusieurs cas peuvent se présenter : tantôt l'hémorragie est purement vésicale, c'est la muqueuse de la vessie qui saigne seule ; tantôt l'hémorragie est intra-vésicale : le sang vient du rein, de l'uretère, de la prostate, de l'urèthre profond ; arrivé dans le réservoir urinaire, il forme des caillots qui vont déterminer à leur tour la réplétion et la distension de la vessie. La vessie excitée par la présence de ce corps étranger et par la distension devient elle même source d'hémorragie. Il se passe ici ce qui se passe dans l'utérus : tant qu'il y a des caillots, l'hémorragie continue ; elle peut cesser brusquement alors que le dernier caillot a été éliminé.

Nous pensons que dans un intérêt pratique il y a lieu d'étudier non seulement les hémorragies nées dans la vessie, mais aussi les hémorragies qui se font dans la vessie, mais ont leur point de départ dans un endroit quelconque de l'appareil urinaire.

Voici, rapidement exposé, quel sera le plan de ce travail :

Dans un premier chapitre, nous parlerons de la valeur thérapeutique des moyens purement médicaux dans les cas d'urgence.

Dans un deuxième chapitre nous exposerons les principes généraux qui dominent la thérapeutique chirurgicale d'urgence des hématuries graves.

Le troisième chapitre traitera les indications thérapeutiques particulières aux diverses causes d'hémorragie. Notre sujet sera limité aux cas principaux : hématuries par plaies de la vessie.

par fausse route uréthro-vésicale, hématurie des cystites, des calculeux, des retrécis, des prostatiques, des néoplasiques, des tuberculeux.

Le quatrième chapitre comprendra les conclusions.

Le cinquième chapitre les observations.

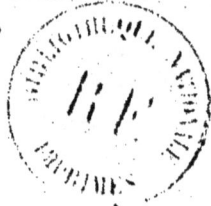

# TRAITEMENT D'URGENCE

DES

# HÉMATURIES VÉSICALES

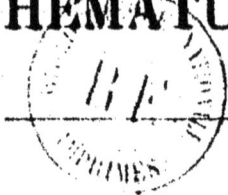

## CHAPITRE PREMIER

### VALEUR THÉRAPEUTIQUE DES MOYENS PUREMENT MÉDICAUX DANS LES CAS D'URGENCE

L'hémostase spontanée par coagulation est un des procédés de défense de l'organisme. Il serait souvent en défaut si d'autres moyens médicaux ou chirurgicaux que nous possédons ne venaient à son secours.

Arrêter l'hémorragie a été de tout temps la préoccupation de tous les chirurgiens et les moyens proposés ne manquent pas. Ils sont d'accord, du reste, pour une intervention très modérée dans les cas d'hématurie peu abondante ; le repos, quelques applications froides sur l'hypogastre suffisent en général. Mais en ce qui concerne les hématuries abondantes, avec caillots, un véritable luxe de procédés s'offre à nous signe de leur peu de valeur . Bégin, Lallemand, Demarquay, Legrand, Civiale proposent des injections d'eau, d'abord tiède, puis peu à peu de température moindre ; ils pensent ainsi diviser, dissoudre et entraîner le contenu de la vessie, en même temps que l'eau froide agit sur les parois du réservoir urinaire pour les tonifier et leur rendre la contractilité. Un grand nombre d'auteurs ont proposé d'exercer une action directe sur les caillots et cela par des moyens divers. Nous lisons dans la thèse de Rouxeau que Marianus Sanctus avait proposé dès longtemps l'injection d'un mélange de sel et d'urine humaine.

Depuis nombre d'injections modificatrices ont été employées. Houstet et Deschamps préconisaient l'alun ; Chopart un mélange d'un tiers d'eau de chaux dans deux tiers d'eau pure ; Mercier, qui s'élève violemment contre les injections d'eau froide en les accusant de produire la cystite et la pyélonéphrite, cautérisait la surface interne de la vessie avec une solution de nitrate d'argent. Reliquet semble avoir tiré un excellent parti des injections de tannin pour dissoudre et entraîner les caillots.

Enfin, outre ces traitements locaux multiples, Demarquay et Mercier surtout instituaient un traitement interne : le ratanhia, le perchlorure de fer, la digitale, l'ergot de seigle en faisaient tous les frais.

Maintenant que nous connaissons beaucoup mieux les propriétés des médicaments et que la chimie nous a dotés d'une foule de corps hémostatiques énergiques, la thérapeutique médicale est bien plus sérieuse et plus active.

À peu près tous les coagulants ont été essayés. Leur emploi semblait légitimé par la forme même de l'hémorragie qui se fait, la plupart du temps, en nappe. Est-ce à dire que le résultat a été souvent conforme aux espérances ? Nous ne le croyons pas. Mais il serait cependant superflu de nier les bons effets qui ont été quelquefois obtenus.

Nous n'étudierons pas tous les hémostatiques, mais seulement les principaux, ceux qui ont à leur actif le plus de succès.

Nous passerons d'abord en revue leurs propriétés hémostatiques en général, puis nous tâcherons d'appliquer ces propriétés aux hématuries graves. Parmi ces médicaments nous aurons surtout en vue la gélatine, le chlorure de calcium, le perchlorure de fer, l'adrénaline, l'antipyrine, le tannin et l'ergotine.

GÉLATINE. — L'emploi de la gélatine avait été mis en honneur par Paul Carnot en 1897. La méthode à éliminer sans discussion est celle des injections intra-veineuses, comme pouvant déterminer des coagulations en masse.

La gélatine administrée par la voie stomacale est immédiatement transformée et perd par conséquent ses propriétés hémostatiques.

On peut en dire autant des lavements gélatinés. La voie sous-cutanée n'est guère plus sûre. Il nous semble que cette méthode est pleine d'incertitude, tant par l'ignorance où nous sommes des transformations que subit la gélatine ainsi absorbée, que par les dangers que pourrait courir l'individu s'il en introduisait en excès dans son torrent circulatoire.

Il nous reste la méthode hémostatique locale. Dès 1897, Paul Carnot l'employa avec succès, chez des hémophiles, pour des épistaxis. Plus tard Nogués s'en servit dans des hémorragies vésicales d'origine néoplasique. Il semblait que l'hémostase possédait un agent de plus. Mais des complications qui survinrent après l'emploi de la gélatine jetèrent sur cette matière un discrédit qui n'est allé qu'en s'accentuant. Bruchet, de Paris, (in Bul. des soc. med. d'arrondis., 5 mai 1902) publie des relations d'accidents tétaniques mortels consécutifs à des injections de sérum gélatiné.

I. Zupnik (in Bul. med., 2 janvier 1902) signale un cas de tétanos survenu à la suite d'une instillation de gélatine à 2/100 dans la vessie pour cystite hémorragique. L'écoulement sanguin s'arrêta net, mais le malade mourut 48 heures après du tétanos.

Non seulement la gélatine est susceptible de renfermer le bacille du tétanos, mais elle peut aussi héberger le microbe de la gangrène gazeuse, comme le montre un cas observé par N. Damianos et N. Hermann à la clinique de M. le professeur Moselig-Morhof, à Vienne (in Bul. med., 5 mars 1902). L'examen bactériologique décela la présence d'un bacille anaérobie analogue à celui de la gangrène gazeuse.

Ces faits parlent hautement contre l'emploi thérapeutique de la gélatine du commerce sans une stérilisation préalable des plus énergiques. Malheureusement la température qui pourrait donner une sécurité complète (au-dessus de 110°) fait perdre à la gélatine ses propriétés hémostatiques locales.

En résumé, comme nous possédons des hémostatiques beaucoup plus sûrs et surtout exempts des terribles dangers que présente le sérum gélatiné, nous ne l'emploierons jamais.

CHLORURE DE CALCIUM. — En injection intra-veineuse, le chlorure de calcium a déterminé des accidents. Dastre et Floresco ont observé une thrombose généralisée à la suite d'une injection de chlorure de calcium. En injection sous-cutanée, il est caustique (Rabuteau). Absorbé par la muqueuse gastrique ou par l'intestin ce sel passe dans la circulation et peut rapidement influencer le processus de coagulation. Deux fois, à l'Hôtel-Dieu, G. Sée l'a vu réussir dans des hématémèses inquiétantes. De plus ce sel s'élimine rapidement par les urines, il peut avoir par ce fait une action assez rapide sur l'hématurie. Trémollières, dans sa thèse, cite l'observation d'un homme atteint de cancer du rein, vérifié à l'autopsie. Toutes les fois que le malade pissait abondamment du sang, une potion avec 3 ou 4 gr. de chlorure suffisait pour arrêter l'hémorragie.

Comme hémostatique local, il a été surtout étudié par Wright. In vitro, le chlorure de calcium augmente la coagulabilité du sang : Wright eut l'idée de vérifier cette action hémostatique in vivo. Les expériences qu'il fit sur des chiens furent concluantes.

Trémollières, à son tour, relate l'observation d'une femme atteinte d'un cancer ulcéré du col de l'utérus, qui fut prise, quinze jours après son entrée à l'hôpital de pissements de sang abondants. On fit des injections dans la vessie avec une solution de chlorure de calcium à 0,100 et on recommanda à la malade de les garder. L'hémorragie s'arrêta... Nouvelle hématurie, nouvelle injection, nouvel arrêt.

P. Carnot cite le cas d'un malade de sa clientèle atteint d'un néoplasme vésical à qui il arrêta les hématuries par des lavages avec une solution de chlorure de calcium.

Malgré toutes ces observations nous croyons que la valeur hémostatique du chlorure de calcium a été surfaite. Nous lui reconnaissons bien une valeur réelle dans les hémorragies ordinaires, mais nous croyons que son efficacité n'est pas suffisante pour pouvoir combattre les grandes hématuries. Nous ne possédons pas de preuves concluantes pour le conseiller ; tout au plus pourrait-on le donner à l'intérieur pour augmenter la coagulabilité générale du sang, tandis que localement on agit sur l'hématurie par des moyens chirurgicaux.

PERCHLORURE DE FER. — Peu de médicaments ont motivé tant d'écrits et donné lieu à tant de discussions que le perchlorure de fer. Vanté par les uns, il a été combattu par les autres.

On croyait autrefois que le perchlorure peut passer dans la circulation et aller coaguler l'albumine au siège même des hémorragies pour les arrêter. Nous savons maintenant que ce sel se transforme, dans l'estomac, en protochlorure et n'est absorbé que sous cette forme. Or les sels ferreux ne possèdent pas de propriétés coagulantes.

Ses usages externes sont plus nombreux. Petrequin, dès 1853 a proposé de s'en servir pour combattre les hémorragies en nappe. Pravaz l'employa dans les anévrysmes. William Leeper s'en servit contre les épistaxis ; Macléod Hamilton dans les hémorragies utérines post partum. Cet auteur n'injectait pas moins de 60 gr. de solution concentrée.

Barnes, en 1869, faisait les mêmes tentatives. Cette méthode souleva à Londres une violente discussion d'où il résulte que ce moyen devait être considéré comme plus dangereux que l'hémorragie elle-même et qu'un des moindres dangers de l'opération était d'amener une *phlegmatia alba dolens*.

Le perchlorure de fer détermine localement une constriction des vaisseaux et la coagulation du sang qu'ils contiennent par formation d'albuminates insolubles. Mais ce sel est très caustique et assez souvent on a vu après son emploi des complications se produire à distances : embolies, phlébite.

Husemann cite un cas où du perchlorure de fer avait été

appliqué sur la lèvre supérieure ; la même nuit, embolie céré-
brale et mort.

En voies urinaires le perchlorure de fer n'a pas donné les
résultats que ses propriétés hémostatiques locales semblaient
faire espérer. Tout d'abord il est caustique et on ne peut l'employer que dilué ; or cette dilution diminue ses propriétés.

Récemment Escat l'a employé chez un homme (observation X) dont la vessie saignait abondamment — c'était probablement un papillome — et où l'on avait déjà tout essayé.
Le résultat a été nul et pourtant il avait injecté du perchlorure au 1/50. La vessie cependant a très bien supporté l'injection.

ADRÉNALINE. — L'adrénaline peut être employée en injections sous-cutanées, par la bouche, ou en applications locales.

Dans la *Presse médicale* du 25 avril 1903, Mahu rapporte
3 observations : un épithélioma de la langue, deux épithélio-
mas du larynx, ulcérés et inopérables où les badigeonnages
supprimèrent les hémorragies qui anémiaient le malade.

Louis Rénon cite un cas d'ulcus stomacal où les hématémèses étaient tellement abondantes que l'intervention chirurgicale avait été discutée.

X gouttes par jour d'adrénaline au 1/1000 (sérum artificiel,
abstention d'aliments par voie buccale) et les hématémèses
furent complètement arrêtées.

Frisch, Albarran, Pasteau s'en sont servis pour cystoscoper
des vessies qui saignaient assez abondamment, et toujours
l'hémorragie s'est arrêtée et leur a permis d'explorer la vessie dans de bonnes conditions. Legueu n'a obtenu que des résultats médiocres pour des hémorragies dues à des néoplasmes infiltrés de la vessie.

Bartrina, dans les *Annales des mal. org. génit. urin.* s'exprime en ces termes : « Peut-on appliquer l'adrénaline dans
quelques affections, surtout vésicales, dont l'hémorragie est le
fait dominant? Je ne crains pas d'avancer — et je parle rensei-
gné déjà par l'expérience — que l'adrénaline, dans les cas les
plus heureux, ne servira qu'à arrêter l'hémorragie pendant

quelques instants, deux heures tout au plus, et après ce laps de temps, son action déjà épuisée, le phénomène reparaîtra en se continuant avec la même intensité qu'avant, sinon avec une intensité plus grande.

» Je ne compte donc pas, dans ces cas, sur le nouveau médicament, comme moyen de traitement ; je ne saurais en dire autant comme moyen de diagnostic. En effet, cette hémostase, quoique momentanée, peut nous servir pour faire le diagnostic différentiel entre les hématuries du rein et les hématuries de la vessie, car si après une instillation vésicale d'adrénaline, les urines que nous recueillons de temps en temps restent claires ou se sont considérablement éclaircies, presque à coup sûr l'hématurie est vésicale.

» Néanmoins, l'adrénaline peut être essayée : si elle n'a pas produit toujours des effets définitifs, elle a réussi tout au moins à arrêter l'hématurie pour quelques heures, à la modérer, à préparer une opération pour laquelle on n'était pas outillé. »

C'est déjà un résultat appréciable.

On peut donner jusqu'à 30 gouttes par jour de la solution à 1/1000.

ANTIPYRINE. — A l'intérieur, l'antipyrine n'a aucune action hémostatique (Moutard-Martin). C'est en 1884 que, le premier, le docteur Hénocque fit connaître l'action hémostatique locale de ce médicament et montra bientôt, par ses savantes recherches, tout le profit qu'on peut en tirer.

Ses expériences furent reprises en collaboration avec Huchard et le docteur Arduin, et consignées dans la thèse de ce dernier, en 1885.

D'après Hénocque et Brouardel, le sang coagulé par l'antipyrine résiste longtemps à la putréfaction : le caillot assure l'hémostase et en même temps l'asepsie de la plaie qu'il protège. D'après eux l'hémostase est la résultante d'une triple action physiologique : vaso-constriction, rétraction des tissus péri-vasculaires, formation rapide d'un caillot très sec et très adhérent.

L'action vaso-constrictive de l'antipyrine n'est pas suivie

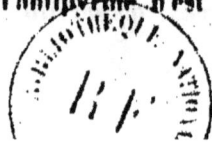

d'une dilatation paralytique consécutive, l'hémorragie secondaire n'est donc pas à craindre et de fait exceptionnelle ; l'hémorragie tardive est en outre écartée par ce fait que le caillot, très dense et très adhérent, fait bouchon hermétique et que, résistant aux microbes pyogènes, il ne donne pas une sécurité souvent trompeuse, comme le perchlorure de fer.

Il est établi par les preuves cliniques et expérimentales que l'hémorragie une fois bien arrêtée l'est d'ordinaire définitivement.

D'une manière générale, l'antipyrine est le médicament des hémorragies diffuses de toute sorte. Son action se fait sentir habituellement assez vite. Plus la solution est concentrée, plus on peut espérer une hémostase rapide.

L'antipyrine possède en outre une action sédative, anesthésique, qui rendra des services appréciables, surtout lorsque la muqueuse vésicale est enflammée. L'antipyrine exerce sur le cœur une influence néfaste (irrégularité des contractions, dépression aboutissant à la syncope), mais elle n'est dangereuse qu'à trop hautes doses pour que nous ayons à craindre les effets de l'absorption in situ, qui restreindraient singulièrement les applications légitimées d'autre part de l'action hémostatique. Il faut en effet des doses supérieures à 10 grammes pour créer des accidents toxiques.

Les propriétés coagulantes de l'antipyrine, que nous venons d'étudier, devaient en faire un des hémostatiques les plus recherchés. Aussi a-t-elle tour à tour été employée par tous les chirurgiens. Ses effets ont été parfois remarquables. Guyon et son école, à Paris ; Forgue, à Montpellier ; Escat, à Marseille (observation IV), ont pu, grâce à l'antipyrine, arrêter des hématuries parfois bien inquiétantes.

C'est un médicament que nous recommandons. On l'emploie habituellement à 5/100 ou à 10/100. On peut mettre dans la vessie jusqu'à 10 ou 15 grammes de ce sel en 24 heures. Il faut bien entendu surveiller le malade et baisser la dose, s'il y a des signes d'intoxication, ce qui est rare, même avec cette quantité.

TANNIN. — Appliqué sur une plaie saignante, il coagule le sang. Rétrécit-il les vaisseaux en même temps ? C'est là encore un point contesté. Nothnagel et Rossbach, par des observations directes sur le mésentère de la grenouille ont vu les solutions de tannin, faibles ou concentrées, faire dilater les vaisseaux sanguins (*Thérapeut.*, 1880).

Contrairement à ces auteurs, Lewin a vu le tannin rétrécir les vaisseaux conformément à l'opinion ancienne (*Arch. für path. anat. und Phys.*, 1880). Mais qu'il agisse sur l'albumine ou sur le calibre des vaisseaux, cela nous importe peu ; ce qui nous importe, c'est le résultat, et ce résultat est favorable.

Tous ces auteurs considèrent, avec juste raison, le tannin comme un bon hémostatique, en applications locales.

Nous ne parlerons pas de ses effets hémostatiques lorsqu'il est donné par la voie buccale. C'est une question trop controversée.

Dans les hématuries, même graves, le tannin a été parfois très utile. On le donne en injections à 1 100 ou 1/50.

ERGOTINE. — L'ergotine, médicament héroïque dans les hémorragies utérines (quand l'utérus est vide bien entendu), grâce à ses propriétés vaso-constrictives, à son action sur les muscles lisses, semblait indiquée dans les hématuries. La vessie, en effet, par son anatomie se rapproche de l'utérus ; comme lui c'est un muscle à fibres lisses.

Mais nous savons, par la physiologie pathologique de l'hématurie vésicale, qu'une des conditions de l'hémostase, c'est la mise au repos de la vessie, la suppression de cet organe en tant que réservoir contractile. Or, l'ergotine excite la musculature lisse, engendre des contractions puissantes : il est évident, dans ces conditions, qu'elle devait être sinon nuisible, tout au moins sans effet sur les hématuries vésicales. Aujourd'hui, sous l'influence de ces données, son emploi est rejeté de tout le monde.

De l'étude de ces médicaments et de leur action hémostatique, il résulte que pour lutter contre une hématurie grave, nous n'emploierons jamais le sérum gélatiné ou l'ergotine.

Le chlorure de calcium nous paraît insuffisant. Le perchlorure de fer mérite de nouvelles recherches, il est cependant bien toléré par la vessie, même à 1/50. Le tannin, l'adrénaline et surtout l'antipyrine ont à leur actif de légitimes succès. L'antipyrine surtout est à conseiller. Il est évident que ces médicaments doivent être employés en applications locales.

Mais en face d'une hématurie abondante, il ne faut pas oublier que toute perte de temps peut être néfaste. Dès qu'on aura acquis la certitude que les moyens médicaux, que l'on emploie, sont insuffisants, il faudra, sans tarder, s'adresser à des moyens plus puissants, chirurgicaux : sonde à demeure, aspiration des caillots, cystotomie, cystostomie.

# CHAPITRE II

## PRINCIPES GÉNÉRAUX COMMUNS A TOUS LES CAS

Étant donnée une hémorragie vésicale grave, quelle est la conduite à tenir ?

Le chirurgien ne doit pas quitter le malade sans avoir arrêté l'hémorragie et sans avoir assuré une surveillance des plus rigoureuses.

Quelle que soit la cause de l'hémorragie, il y a des principes généraux dont il faut tenir compte. Ils ont un intérêt capital, parce que si on les méconnaît, les traitements les plus divers et les plus actifs des **hémorragies en général**, auront des chances d'échouer.

Ces principes ont pour fondement la **physiologie pathologique de l'hémorragie vésicale.**

Comment et sous l'influence de quelles conditions les malades pissent-ils le sang ?

Guyon, à qui nous empruntons cette étude, s'exprime en ces termes : « Il n'est pas un point des voies urinaires qui ne puisse devenir le siège d'une hémorragie, ce qui, joint à la nature variable des lésions, multiplie singulièrement les sources de l'hématurie. » Elle peut reconnaître pour cause le traumatisme, l'inflammation, les lésions organiques, les corps étrangers du rein, de l'uretère, de la vessie, de la prostate, de **l'urèthre profond.**

« La cause de l'hémorragie peut donc être mécanique, inflammatoire et congestive, organique.

« Au groupe des hématuries de cause mécanique, il convient de rattacher non seulement les violences venues de l'extérieur, comme les chutes, les plaies, les coups, non seulement les traumatismes qu'on peut appeler chirurgicaux, tels q...... qui peuvent résulter d'un cathétérisme, d'une lithotritie, etc., mais aussi les lésions produites par la présence d'un corps étranger. Le calcul est un véritable corps contondant pour sa muqueuse qu'il froisse et déchire après en avoir déterminé l'hyperhémie. »

C'est en raison de sa richesse vasculaire que l'appareil urinaire est si souvent le théâtre d'hémorragies. Ces hémorragies, rares chez l'enfant et l'adulte, sont fréquentes chez le vieillard. L'influence de l'âge est ici manifeste. En effet, que voyons-nous chez les enfants, chez les adultes rétrécis qui arrivent parfois avec un globe vésical énorme ? Rarement leurs hématuries sont considérables et cela grâce à la moindre vascularité de leur appareil et à la plus grande résistance de leur système circulatoire. Le vieillard au contraire, possède un appareil veineux très développé et beaucoup plus friable : la circulation de retour est laborieuse par suite de la dilatation vasculaire et de la dégénérescence des fibres musculaires des vaisseaux de la vessie. L'organe est prêt pour saigner abondamment sous l'influence de la moindre cause.

« L'inflammation joue, dans l'hématurie, un rôle que la clinique nous a permis d'apprécier tous les jours. Elle a, en effet, sa place marquée dans la liste des agents qui la provoquent. Il suffit de se souvenir de ce qui se passe dans les cystites aiguës, en particulier dans la cystite blennorrhagique, parfois si abondamment hémorragique, de constater que la perte de sang n'est, en aucune façon, modifiée par le repos ; que souvent au contraire elle est plus abondante la nuit que le jour, pour mettre avant tout en cause l'inflammation elle-même. Sans doute, elle ne se produit le plus souvent qu'à la fin de la miction, et l'on ne saurait douter que les contractions qui surviennent, les efforts que le malade ne peut maîtriser, n'en soient la cause prédisposante. Mais n'est-ce pas à l'hyperémie inflammatoire qu'il faut avant tout les attribuer ? Ne les voyons-nous pas céder aux traitements qui ne s'ocupeut que de combattre l'inflammation, ne mettent en œuvre aucun moyen hémostatique.

» L'influence de la congestion est encore plus considérable et plus manifeste que celle de l'inflammation. On en voit la preuve dans l'exagération nocturne des hématuries au cours des cystites.

» Mais la congestion n'a pas besoin de l'inflammation, ni pour se produire, ni pour agir. Nous voyons tous les jours ce qui se passe dans les rétentions les plus aseptiques et par contre les moins inflammatoires. L'inflammation n'a rien à voir ici et pourtant toutes les urines sont fortement sanglantes.

» Que voyons-nous se passer dans les grandes hématuries ? Elles apparaissent sans être accompagnées d'un autre symptôme, sans que la moindre fatigue, le moindre choc se soit produit, au milieu de la santé la plus intacte. C'est en vain que le repos est prescrit, le sang coule de plus belle. C'est la nuit que l'hémorragie atteint son maximum, quand, à la congestion déjà acquise, s'ajoute celle que déterminent fatalement le décubitus et le sommeil combinés.

» Les seules causes dont on puisse déterminer les effets sont les écarts de régime, l'abus des boissons spiritueuses, les excitations vénériennes, c'est-à-dire les causes capables de congestionner l'appareil urinaire. Semblables constatations ne sont-elles pas démonstratives ? Et comment expliquer les disparitions brusques et les retours soudains, si l'on n'accorde pas à la congestion le rôle prépondérant que tout démontre.

» On ne les comprend qu'en admettant l'action d'une influence qui peut être passagère ou durable, suspendre ses effets ou les accumuler, comme la congestion sanguine. »

Aucune de ces causes ne saurait cependant déterminer, par elle-même, le pissement de sang : les hématuries ne surviennent pas sans qu'il y ait lésion. Elle est permanente ou passagère, mais elle existe.

Une fois l'hématurie produite, la vessie va réagir à son tour. Or, comme nous le dit Tuffier, la vessie est un organe essentiellement congestif et par son anatomie et par sa physiologie ; la congestion est son mode de réaction le plus fréquent.

« La formation des caillots par suite de l'hématurie peut déterminer des douleurs intolérables, surtout si la vessie est déjà malade. De plus, la vessie se distend d'abord du fait de l'hémorragie, puis par suite de l'obstacle apporté à l'écoulement de l'urine par l'amoncellement du sang coagulé. Cette distension créera un merveilleux terrain pour l'infection et l'inflammation » car si l'état congestif rend la vessie plus sensible à la distension, il ne faut pas oublier que la distension occasionne l'état congestif. »

Mais tout n'est pas fini : la vessie, par son volume, va comprimer les **nombreux plexus veineux du petit bassin ; la circulation de retour** sera défectueuse. Toutes ces causes uniront leurs effets : la congestion se produira, intense, et les vaisseaux capillaires dilatés céderont. A ce moment la vessie saigne secondairement, pour son propre compte. Comme dans l'utérus, l'hémorragie entretient l'hémorragie.

De cet exposé il ressort que pour pouvoir combattre efficacement l'hématurie, il faut tenir compte de toutes les causes qui prédisposent à cet accident. Une fois le diagnostic posé, on agira plus spécialement sur la **lésion elle-même**, qui a produit le pissement de sang.

C'est à la distension, à l'inflammation, à la congestion qu'il faudra d'abord s'attaquer. Mais il ne faut point perdre de vue cependant que du diagnostic de la lésion et de son traitement rationnel dépend le succès. On s'illusionnerait grandement si l'on ne traitait que le symptôme hématurie ; l'hémorragie arrêtée quelques instants recommencerait bientôt.

Pour combattre l'hémorragie avec des chances de succès, nous nous adresserons donc tout d'abord aux moyens qui pourront prévenir ou faire disparaître l'influence des causes que vient de nous faire connaître la physiologie pathologique de l'hématurie.

*La première indication* à remplir sera la mise au repos de la vessie.

« Les contractions répétées de la vessie sont certainement favorables à la continuation et à l'exagération de l'hématurie, même quand elles ne sont pas douloureuses. Si elles s'accompagnent de souffrances, elles sont essentiellement hémorragi ques. Aussi a-t-on d'excellents résultats par l'emploi des calmants portés dans le rectum, mais surtout en recourant aux injections sous-cutanées de morphine. J'ai vu, grâce à elles, nous dit Guyon, se dénouer des situations vraiment difficiles où l'intervention chirurgicale pouvait être de mise. Nous citons nous-même une observation où l'hémorragie ne put être arrêtée que par la morphine (observation XI). Dans d'autres circonstances, pour obtenir le même résultat, c'est aux instillations de nitrate d'argent qu'il faudra s'adresser. Celui-ci calme la vessie d'une façon indirecte en agissant sur la cystite, en modifiant l'état de la muqueuse enflammée. C'est en particulier dans les cystites blennorrhagiques qu'on aura à l'utiliser : Guyon l'a employé bien des fois, avec succès, dans la cystite des néoplasiques. « Chose curieuse, le nitrate d'argent, employé dans les cas où il n'y a pas de cystite, où la congestion seule fait les frais de l'hémorragie, n'a aucune efficacité. Il est même nuisible, car il excite les contractions de la vessie. Y a-t-il inflammation, il agit sur elle et devient hémostatique. Il faut cependant savoir que, dans l'hématurie qui accompagne la cystite tuberculeuse, il est au contraire nuisible et franchement hémorragique. »

La vessie, par sa fonction, est un organe essentiellement contractile : il faut donc, pour empêcher l'hémorragie, une fois arrêtée, de se reproduire, supprimer cette fonction. On y arrive par l'emploi de la sonde à demeure.

Une fois le cathétérisme évacuateur terminé, on placera une sonde à demeure qui assurera le repos absolu de la vessie. Mais il faut veiller avec grand soin à la perméabilité de l'instrument. Toutes les fois que le goutte à goutte sera troublé, on essayera, à l'aide de légères injections, de déboucher la sonde. Si l'on ne peut y arriver, il faudra la retirer, la nettoyer et la replacer ensuite.

On ne devra jamais la laisser en place si le fonctionnement en est défectueux, ce serait ajouter à une vessie congestionnée un corps étranger et, qui plus est, un corps étranger qui traverse un canal septique. Le remède aggraverait le mal.

*La seconde indication* à remplir consiste à évacuer la vessie.

Tant qu'elle contiendra quelque chose, la vessie saignera. L'accumulation de l'urine, du sang, des caillots, des corps étrangers peut provoquer la douleur, en tous cas la distension, l'excitation du **réservoir urinaire** ; la congestion viendra ensuite et avec elle une prédisposition remarquable pour l'infection et l'inflammation.

Nous ne saurions mieux comparer la vessie dans ces conditions, qu'à un utérus plein de caillots. Dans un cas, comme dans l'autre, tous les traitements échoueront, si, au préalable, on ne s'est pas préoccupé de vider l'organe.

Plusieurs opérations peuvent nous permettre de pratiquer cette évacuation.

Nous étudierons d'abord l'aspiration, à laquelle il faut toujours avoir recours, en premier lieu, quitte à employer d'autres moyens plus énergiques quand elle n'aura pas réussi.

Nous dirons ensuite un mot de la cystotomie, de la cystostomie et de la prostatectomie, sans entrer, bien entendu, dans la technique de ces opérations pour lesquelles nous renvoyons aux traités de chirurgie.


## ASPIRATION


De bonne heure on avait compris que pour vaincre l'hématurie, il fallait lutter contre les caillots. Rigal, de Gaillac, avait inventé un appareil spécial composé d'une sonde en gomme élastique, dans laquelle il faisait tourner un fil de fer disposé en spirale, avec lequel il ramenait les caillots.

A Mercier revient l'honneur d'avoir, le premier, décrit et proposé l'aspiration. Mais c'est surtout les travaux de Guyon qui ont réglé tous les temps de cette opération.

L'aspiration se définit d'elle-même ; elle consiste à retirer, à l'aide d'une sonde et d'un instrument aspirateur, les caillots qui sont dans la vessie.

Quand on en a l'habitude, on peut faire l'aspiration tout seul : une main tient l'instrument aspirateur, l'autre le bout de l'instrument et l'extrémité de la sonde qui sont introduits l'un dans l'autre.

On peut la faire aussi avec un aide. L'opérateur injecte et aspire : l'aide tient dans ses mains le bout des deux instruments ajustés.

Pour faire l'aspiration, les instruments nécessaires sont :

1° Une sonde ;

2° Une seringue (qu'on pourra facilement faire bouillir) ;

3° Le liquide d'injection.

I. SONDES. — Les meilleures sondes sont la sonde évacuatrice de Guyon, calibre 24, et la sonde à grande courbure Béniqué.

On peut néanmoins se servir — et c'est ce qu'on fait tous les jours — des sondes en gomme, de la sonde à béquille, des sondes en soie, de calibre 16 à 20. Nous préférons les sondes à un seul œil. Nous avons vu quelquefois les sondes à œil double être la cause d'insuccès : un caillot s'engage dans un œil, mais au lieu de suivre le canal de la sonde, il vient par son autre extrémité déboucher à l'autre œil ; le caillot, ainsi placé en travers, obture la sonde. Cet inconvénient ne se produit jamais avec la sonde à un seul œil.

II. ASPIRATEUR. — On serait tenté de se servir des aspirateurs de Bigelow, de Guyon, de Duchatelet. Cet instrument exige une distension vésicale qui peut être dangereuse : la vessie peut réagir de deux manières : par la douleur qui empêchera l'aspiration ; par un saignement plus abondant encore.

On se sert habituellement de seringues. Les grosses seringues vésicales de Guyon sont excellentes. Certains chirurgiens y ont apporté quelques petits perfectionnements. Le docteur Escat emploie la seringue de Guyon : il fait adapter à son extrémité des bouts mobiles, de même calibre que la sonde employée.

**III. Liquide.** — Le liquide à injecter ne doit pas être irritant : eau bouillie, plus généralement eau boriquée qui, en plus, possède des propriétés légèrement antiseptiques.

Le liquide doit, bien entendu, être injecté tiède. Le nitrate d'argent est à rejeter : il est irritant et excite les contractions de la vessie. On peut, à la rigueur, s'en servir à la fin, lorsque la vessie est vide de caillots ; il agira à la fois comme antiseptique et **astringent**.

## TECHNIQUE DE L'ASPIRATION

Voici comment se pratique l'aspiration : une fois la sonde introduite dans la vessie et la seringue remplie du liquide à injecter (eau bouillie ou boriquée tiède), on adapte le bout de cette dernière à l'ouverture de la sonde. On pousse alors une certaine quantité de liquide : 1/2 à 3/4 de seringue, selon la sensibilité de la vessie. Puis on retire vivement le piston. Une partie du liquide revient de la vessie dans la seringue, entraînant les **caillots**.

On vide alors la seringue, on la remplit de nouveau d'eau boriquée et on recommence l'opération jusqu'à l'expulsion du dernier caillot. Alors, habituellement, l'hémorragie s'arrête.

## CAUSES D'ÉCHEC DE L'ASPIRATION

L'aspiration peut être rendue difficile ou même impossible par certaines circonstances :

1° *Existence d'un rétrécissement de l'urèthre.* — L'aspiration ne peut se faire convenablement par suite de l'atrésie des voies qui empêche l'introduction d'une sonde de calibre suffisant. Dans l'observation que nous citons (observation I), le rétrécissement était en partie dilaté, puisqu'on a pu introduire une sonde à béquille 20, mais la sonde 24 était arrêtée au bulbe.

2° *Forme du caillot, compact, semblable à un bloc de gelée de groseille.* — L'abondance de l'hémorragie peut donner lieu à ces énormes caillots ; la fragmentation de ce bloc coagulé n'est plus possible ; les injections de l'évacuation reviennent sans caillots ou ne reviennent pas ; on remplit la vessie sans la vider. La sonde évacuatrice se bouche à chaque instant. Si l'on fait encore des tentatives, la vessie, semblable à un utérus, s'élève vers l'ombilic, le malade est en proie à des souffrances intolérables.

3° *Existence de nombreux graviers pouvant amener la formation d'une sorte de mortier.* — Les graviers sont englués dans le coagulum compact ; l'aspiration est alors impuissante. Nous avons observé un cas semblable avec notre maître (observation II).

4° *État douloureux de la vessie.* — On peut employer le chloroforme, mais appelé d'urgence auprès d'un malade atteint d'hémorragie grave, on n'a pas toujours du chloroforme sous la main.

5° *Existence d'une cystite hémorragique.* — Elle rend la distension source de l'hémorragie. L'injection qui précède l'aspiration tend et fait saigner la vessie ; mais souvent dès que le dernier caillot sort l'hémorragie s'arrête.

Mais, même dans tous ces cas, l'aspiration doit être régulièrement essayée. Ce n'est que lorsqu'on aura acquis la certitude que l'obstacle est invincible, qu'il faudra, sans perdre de temps, prendre une décision appropriée au cas qui se présente.

## CYSTOTOMIE ET CYSTOSTOMIE

Supposons que, pour une de ces nombreuses causes que nous venons de signaler, ou même sans raison apparente, l'aspiration ait échoué ; sommes-nous désarmés devant l'hémorragie ? Non, il nous reste un moyen puissant, l'ouverture de la vessie.

L'ouverture de la vessie possède un très remarquable pouvoir hémostatique. C'est à elle qu'on doit recourir lorsque le cathétérisme est impossible, lorsque la mise au repos, la sonde à demeure, l'aspiration ont été impuissants. Elle est utile en permettant d'agir directement sur une source d'hémorragie importante (observation I), en guérissant l'inflammation de la vessie, en faisant cesser sa congestion, en mettant l'organe au repos complet.

Tout en reconnaissant les bienfaits et dans certains cas la nécessité de cette opération, nous ne sommes pourtant point de l'avis de Poncet et de ses élèves, qui cystostomisent tous les hématuriques graves. Leurs succès sont parfois réels, mais nous nous demandons si les moyens que nous préconisons avant toute opération, l'aspiration et la sonde à demeure, n'auraient pas dans certains cas ( observations XVII et XVIII) donné d'aussi bons résultats et évité aux patients les dangers d'une intervention et les ennuis d'un méat hypogastrique.

Nous pensons avec Guyon et toute son école que « si le chirurgien peut être assuré de mettre fin, par l'ouverture de la vessie, aux pertes de sang les plus rebelles, il n'en reste pas moins établi, par l'observation de tous les jours, que ce moyen n'est pas le seul auquel il convient d'avoir recours ; l'on formulerait un aphorisme peu pratique si l'on acceptait

que, dans le traitement des grandes hématuries, il n'y a de
salut que dans la taille » (Pousson). Il est naturel que dans
certains cas une hématurie conduise le chirurgien à interve-
nir : mais avant d'arriver à cette dernière ressource, des
moyens plus simples sont à employer : l'évacuation des caillots, la sonde à demeure. S'ils échouent, il faut alors, sans
hésiter, recourir à l'unique planche de salut, la cystotomie ou
la cystostomie.

La durée de l'ouverture vésicale ne doit pas toujours être
uniforme. Dans les cas simples, elle sera suivie de la suture
immédiate de la vessie ; cette suture cependant ne pourra être
faite que dans certains cas, et bien plus souvent il sera oppor-
tun de faire le drainage.

Dans des lésions plus compliquées, il est nécessaire d'ouvrir
la vessie pendant un temps plus long, afin de pouvoir supprimer celle-ci en tant que réservoir et surveiller à loisir la guérison de la cystite tenace.

Chez une dernière catégorie de malades enfin, le but à at-
teindre sera encore plus compliqué ; la cystostomie avec incontinence est une infirmité que l'on doit chercher à éviter ;
le méat sus-pubien devra fonctionner comme un véritable urèthre contre nature.

La cystotomie consiste à fermer la vessie, une fois l'opération terminée. Dans la cystostomie au contraire on la laisse
ouverte, un temps qui est variable avec chaque cas.

La création d'un urèthre hypogastrique continent est beaucoup plus problématique. Michon dans sa thèse : *Valeur thérapeutique de l'incision hypogastrique de la vessie*, conclut
de la façon suivante : « Il n'y a pas de procédé permettant
d'obtenir avec certitude une ouverture vésicale sus-pubienne
fonctionnant bien ; il faut donc restreindre autant que possible la cystostomie permanente... Elle ne donnera encore des
résultats satisfaisants que chez des malades soigneux et pro-
pres. »

### CAUSES D'ÉCHEC DE LA CYSTOTOMIE ET DE LA CYSTOSTOMIE

L'incision sus-pubienne possède une valeur thérapeutique réelle. Il est cependant certains cas où elle est impuissante :

1° Hémorragie du rein. — La vessie est vidée de ses caillots ; on voit alors que le sang arrive abondamment par un uretère ou par les deux. Rien ne peut arrêter ce saignement rénal.

2° La vessie est ouverte, mais il y a une infection si profonde de la muqueuse que l'évacuation et la mise au repos ne suffisent plus ; l'hémorragie continue. M. le docteur Escat signale l'observation d'une malade infectée qu'il opéra à l'hôpital, alors qu'il était l'interne de Bazy. C'était une hémiplégique qui, dans un faux mouvement, brisa la sonde en verre qu'une infirmière venait de lui introduire dans la vessie. Cystostomie, extraction du corps étranger ; quelques jours après, hématuries abondantes qui finirent par emporter la malade, malgré l'ouverture de la vessie et une antisepsie rigoureuse.

3° Parfois aussi lorsque la vessie a été vidée, on s'aperçoit que le malade ne rend plus d'urine. Le rein est bouché par des caillots ou le malade n'a plus assez de sang, il est saigné à blanc. Cette anurie post-opératoire est d'un pronostic à peu près fatal.

## PROSTATECTOMIE

La prostatectomie d'urgence pour hématurie vésicale grave doit-elle être pratiquée ?

C'est une médication héroïque qui a besoin de faire ses preuves et qui appelle la critique, parce qu'elle-même, au moins par la voie transvésicale peut entraîner des hémorragies mortelles. (Voir Escat, rapport sur la prostatectomie, 1904). Par la voie périnéale la mort par hémorragie est beaucoup plus rare. (Voir Escat, rap. prostat., 1904), mais chez des malades exsangues, la moindre hémorragie opératoire peut être grave.

Bien entendu l'existence d'une hématurie rénale rendrait encore plus problématiques les bons effets de la prostatectomie.

Jusqu'à nouvel ordre, en attendant de nouvelles observations, nous ne pouvons conseiller une pareille intervention comme méthode d'urgence.

Cependant il ne faut pas condamner complètement, a priori, la prostatectomie chez les distendus hémorragiques, puisque Nicolich a obtenu de bons résultats en pratiquant la prostatectomie d'emblée chez les prostatiques distendus, lesquels, on le sait, sont dans les meilleures conditions pour favoriser l'hémorragie. (Nicolich, Annal. org. génit. urin., 1905).

# CHAPITRE III

## INDICATIONS THÉRAPEUTIQUES PARTICULIÈRES AUX DIVERSES CAUSES D'HÉMORRAGIE CAS PRINCIPAUX

Le traitement de l'hématurie doit avoir pour base l'étiologie et la pathogénie des maladies ou des accidents qui la produisent.

En face d'une hémorragie vésicale grave, il ne s'agit pas de se précipiter sur une solution d'antipyrine ou sur une sonde ; il faut avant tout, le plus rapidement possible, dépister la cause qui produit l'hématurie. Une fois le diagnostic posé, on applique, au cas qui se présente, le traitement convenable. On comprend très bien, par exemple, que la sonde à demeure qui guérit habituellement le prostatique avec rétention et hématurie, ne sera d'aucune utilité chez l'hématurique rétréci, l'instrument ne pouvant pénétrer.

Avant de soigner, il faut donc diagnostiquer. On applique alors au cas qui se présente celui des principes généraux, que nous avons étudié, qui lui convient le mieux.

## HÉMATURIES TRAUMATIQUES

1° *Par plaies de la vessie.* — Nombreuses sont les causes qui peuvent les produire : coups de couteau, coups de feu, etc. ; d'autres accidents, rares, mais cependant observés quel-

quefois sont l'éclatement de la vessie sous l'influence d'une injection forcée, d'un coup porté sur l'abdomen, l'organe étant
plein. Il est évident dans ces conditions qu'il faut faire la cystostomie, vider le réservoir urinaire et agir directement sur la
source de l'hémorragie.

Malheureusement la péritonite se met souvent de la partie.

2° *Par plaies uréthro-prostato-vésicales.* — Une sonde, une
bougie, un Béniqué, un explorateur métallique, plus rarement
le lithotriteur, produisent cette lésion. L'instrument arrive
dans l'urèthre prostatique ; on éprouve de la résistance, on
pousse quand même : la fausse route se produit.

La fausse route est le triomphe de la sonde à demeure.

Deux indications doivent être remplies :

1° Il faut se rendre maître de l'hémorragie ;

2° Il faut éviter l'infection.

La sonde à demeure maintient la vessie vide ; elle provoque
aussi l'hémostase, grâce au tamponnement qu'elle produit.
Nous avons cependant observé un cas où elle fut impuissante
(observation I). La plaie prostatique, ouverte à l'intérieur de
la vessie, dut être cousue au catgut.

L'agent infectieux vient de la vessie et l'infection s'effectue
par l'intermédiaire de son contenu. Le devoir du chirurgien,
nous dit Guyon, est donc bien défini : « Il doit mettre la fausse route à l'abri de l'urine. C'est à l'aide de la sonde à demeure qu'il y parviendra dans la très grande majorité des cas. En
la plaçant, il devra être bien pénétré d'un principe clinique :
la différence absolue des effets du contact de l'urine et de sa
pénétration.

» La sonde à demeure doit, par cela même, ne jamais être
mise à frottement, afin de ne pas remplir le canal. Il faut que,
si l'urine est chassée entre elle et les parois de l'urèthre, ce
qui peut se produire pendant l'obstruction momentanée de la
sonde par un caillot ou toute autre cause, elle puisse passer
autour d'elle, sans violence. De la sorte, elle ne saurait pénétrer dans les tissus, il y aura seulement contact. Sous la pro-
tection de la sonde à demeure, les plaies les plus contuses

guérissent, et assez vite pour qu'on puisse, après une huitaine de jours, en délivrer le malade.

« Il peut se présenter tel ou tel cas où la gravité particulière des lésions, ou l'impossibilité de passer, commandent d'autres déterminations. » (Voir observation I).

## HÉMATURIE DES CYSTITES

Nous ne nous occuperons que de la cystite blennorragique. C'est la seule qui soit quelquefois abondamment hémorragique.

La douleur, l'inflammation, les contractions de la vessie, causes de l'hématurie, ainsi que nous l'apprend la physiologie pathologique, devront être simultanément traités. La douleur sera combattue par les calmants : les grands bains tièdes, l'opium à l'intérieur ou en suppositoires, l'antipyrine en lavements, et surtout la morphine en injections sous-cutanées, rendront des services considérables, en empêchant les contractions de la vessie.

L'inflammation cédera au nitrate d'argent. Ce sel, par lui-même, n'est pas hémostatique ; il le devient indirectement en modifiant l'inflammation de la muqueuse vésicale. Il faut l'employer en instillations et non en lavages, qui distendraient douloureusement la vessie.

Les instillations doivent être abondantes, 30 à 50 gouttes, versées goutte à goutte, en vessie vide, renouvelées tous les deux jours. Le titre de la solution est plus difficile à préciser. Il faut tâter la susceptibilité de chaque individu. On commence habituellement par des solutions à 1/100, pour passer à 1/50 et jusqu'à 1/20, après plusieurs jours de traitement. Les solutions à 1/50 suffisent habituellement.

## HEMATURIES DES CALCULEUX

Il faut tout d'abord exiger le repos absolu et empêcher ainsi le corps étranger d'érailler, dans ses mouvements, la muqueuse vésicale.

On y arrive en exigeant le séjour au lit, dans le décubitus horizontal.

Si l'hémorragie ne s'arrête pas, on peut employer des eaux ses adjuvantes : adrénaline, 10 gouttes, 3 fois par jour ; antipyrine à 1 10, 50 grammes. S'il existe de la cystite concomitante, le nitrate d'argent rendra de signalés services.

Mais c'est à la cause qu'il faudra s'adresser le plus vite possible. On y arrive par la lithotritie et par la taille hypogastrique.

La lithotritie est l'opération de choix ; elle fait courir beaucoup moins de risques au malade ; elle abrège singulièrement la durée des suites opératoires. Mais elle a des contre-indications : si le calcul est trop gros, s'il est trop dur, si on opère d'urgence pour hématurie grave, c'est à la taille qu'il faut s'adresser.

« Après l'extraction du calcul, dans la majorité des cas, on procède à la suture totale de l'organe, par une série de points de catgut. Deux conditions contre-indiquent cette suture :

« 1° L'hémorragie ;

« 2° L'état septique de la vessie et des urines.

« Dans ces cas, il faut drainer la vessie avec les tubes siphons de Perrier. » (Forgue).

# HÉMATURIE DES PROSTATIQUES

« L'hématurie est rare pendant la première période de la maladie et se borne alors à quelques gouttes de sang émises à la fin de la miction. Elle apparaît le plus souvent alors que le prostatique ne vide plus sa vessie. On l'observe dans les diverses conditions suivantes :

« 1° Dans les accès de rétention complète où l'hématurie est surtout d'origine vésicale ;

« 2° Dans la rétention chronique incomplète, sans distension vésicale ;

« 3° Dans la rétention chronique avec vessie distendue, cas où l'hématurie succède habituellement au cathétérisme et prend la forme d'une véritable hémorragie ex-vacuo, par décompression et afflux brusque du sang dans les capillaires qui ne sont plus soutenus par la tension intra-vésicale.

« Tous les points de l'appareil urinaire, de l'urèthre au rein, peuvent contribuer à ces hématuries ; la vessie n'en est pas la seule origine ; la prostate, comme le pense Bazy, en est le siège fréquent, et les reins y peuvent participer. » (Forgue).

Le rôle de la congestion dans la production des hématuries des prostatiques est prouvé par leur cessation quand la vessie est mise au repos par la sonde à demeure : Guyon et Bazy l'ont bien établi.

La sonde doit être bien placée et étroitement surveillée, car si son fonctionnement est défectueux, la vessie se distend et saigne à nouveau. Si après avoir fait l'aspiration complète des caillots et avoir placé régulièrement la sonde à demeure, l'hémorragie continue, on peut et on doit essayer le tannin, l'adrénaline, l'antipyrine. Presque toujours l'écoulement sanguin cesse.

Poncet critique l'emploi de la sonde. — Nous ne saurions

trop nous élever, dit-il, contre l'emploi de la sonde à demeure chez des vieillards prostatiques, dont les urines sont en imminence d'infection. Elle assure la fonction d'une façon très variable ; elle irrite la vessie et le canal uréthro-prostatique ; elle est une cause d'infection toujours à redouter. Des chirurgiens préconisent encore ce mode de traitement. Ils réservent la cystostomie aux malades qui supportent mal la sonde et chez lesquels des accidents infectieux sont survenus. Ces tergiversations sont le plus souvent néfastes. Après avoir attendu, on risque d'être impuissant. Le vrai traitement, c'est la cystostomie. »

Les reproches que Poncet adresse à la sonde à demeure sont immérités ; ils ne sont exacts que lorsque le médecin qui place la sonde à demeure n'a pas tenu compte des règles de l'asepsie et de l'antisepsie, l'a mal appliquée, ne l'a pas du tout surveillée. Il est évident que, dans ces conditions, elle ne peut avoir qu'une action néfaste.

Nous pensons au contraire qu'une aspiration complète des caillots et l'emploi rationnel de la sonde à demeure viendront presque toujours à bout des hématuries graves, chez les prostatiques, à moins, bien entendu, qu'une cause seconde, comme l'existence d'un rétrécissement, l'impossibilité d'aspirer des caillots trop gros, la présence de nombreux graviers, n'empêche l'aspiration de se faire ou une sonde assez grosse de passer.

Il est cependant des cas où l'hématurie persiste. « L'échec de la sonde à demeure et de l'aspiration pose l'indication de la cystostomie : or, le chirurgien doit, dans ces grandes hématuries rebelles, se méfier du rein et penser à la pyélonéphrite hémorragique : il doit réserver le pronostic, car l'ouverture de la vessie évacuera sans doute les caillots que l'aspiration n'a pu extraire, elle fera tomber la tension urinaire, mais le rein infecté et plein de caillots échappe à toute action évacuatrice autre que la néphrotomie, irréalisable d'ailleurs, dans ces cas désespérés. » (Escat).

« L'origine rénale de l'hématurie enlève à l'ouverture de la vessie une grande partie de sa valeur thérapeutique.

» Le traité de M. Poncet sur la cystostomie, la thèse de son

élève Hahn sur le *Traitement des hématuries vésicales rebelles des prostatiques* ne prévoient pas cette cause d'insuccès. Nous croyons bon de la mettre en lumière.

« Tout en restant partisan de cette opération, lorsque les
autres moyens judicieusement employés n'ont pu venir à bout
de l'hémorragie et lorsque la résistance du malade est suffisante, nous tenons à rappeler que c'est une ressource de valeur limitée et dont l'échec doit être prévu, quand le rein est
en cause.

» L'hématurie rénale chez les prostatiques paraît jusqu'ici
très difficile à diagnostiquer, sauf, peut-être, dans le cas d'hématurie fébrile incoercible. » (Escat).

## HÉMATURIE DES NÉOPLASIQUES

Parmi les nombreux caractères des hématuries néoplasiques, il en est un qui est constant, c'est l'abondance de l'hémorragie.

L'hématurie est surtout considérable dans les papillomes ;
l'épithélioma et surtout l'épithélioma infiltré saigne beaucoup
moins.

Tous les médicaments ont donné tour à tour des succès et
des insuccès ; cela tient probablement à la forme même de
cette hémorragie, capricieuse dans son apparition et sa durée ; elle apparaît sans cause appréciable et cesse après un
temps variable, quelquefois spontanément. L'aspiration des
caillots et la sonde à demeure suffisent souvent : le sérum gélatiné, le chlorure de calcium, le tannin et surtout l'adrénaline et l'antipyrine ont réussi parfois ; mais le seul traitement
efficace consiste dans l'ablation de la tumeur, quand la lésion
est encore opérable.

L'hémorragie s'arrête le plus souvent d'emblée.

La taille d'urgence dans les cas de papillome donne parfois lieu à des hémorragies menaçantes.

Le papillome et la vessie pissent abondamment, la vessie se remplit de caillots ; on n'a pas le temps d'enlever la tumeur au bistouri ni de la saisir entre les mors d'une pince. Le procédé le plus rapide consiste à l'arracher ; on tamponne ensuite avec de la gaze pendant un certain temps et l'hémorragie s'arrête.

Les néoplasmes infiltrés, trop étendus ou juxta-urétéraux ne permettent que des interventions palliatives : abrasion au thermocautère ou à la curette, avec drainage hypogastrique. L'ablation complète de la vessie ou cystectomie totale, avec abouchement des uretères dans le rectum, pratiquée en Allemagne par Bardenheuer, Küster..., et en France par Albarran, Tuffier, Forgue, comporte une gravité opératoire que ne compensent pas, jusqu'à présent, les survies observées.

## HÉMATURIE DANS LA TUBERCULOSE VÉSICALE

L'hématurie grave est très rare dans la tuberculose de la vessie. La plupart du temps l'hémoptysie vésicale est peu abondante, capricieuse, ne cesse pas toujours par le repos.

Si une hémorragie abondante se produisait cependant, quel en serait le traitement ? La mise en tension de l'organe provoque des douleurs intolérables : on ne peut donc pas faire d'aspiration.

A notre avis, l'ouverture de la vessie est tout indiquée ; elle met la vessie au repos, évite la mise en tension, calme les douleurs atroces de cette affection, surtout si à la tuberculose est venue s'ajouter une cystite secondaire. Les résultats de la cystostomie sont ici bien précaires.

Le nitrate d'argent ne devra jamais être employé, il est franchement mauvais. Comme dans toutes les tuberculoses, il faudra instituer un traitement général réconfortant, qui restera bien souvent inefficace et n'empêchera pas la maladie d'évoluer vers un pronostic fatal.

## HÉMATURIES DES RÉTRÉCIS

Le rétrécissement par lui-même ne produit pas d'hématurie, mais il modifie la thérapeutique chirurgicale si une hémorragie vésicale ou intra-vésicale abondante vient à se produire.

Le cas le plus fréquent consiste en une fausse route rétrostricturale pendant un cathétérisme dilatateur.

Le plus souvent la perforation se fait au niveau du bulbe ou de l'urèthre prostatique : la prostate est parfois embrochée, surtout si elle est enflammée et par conséquent peu résistante (observation I. Si le rétrécissement ne laisse pas passer des sondes d'un calibre suffisant l'aspiration des caillots et la sonde à demeure ne sauraient avoir des résultats ; il faudra ouvrir la vessie.

Un malade peut aussi être prostatique et rétréci, calculeux et rétréci, etc... Supposons qu'il se produise une hématurie abondante, c'est encore à la taille qu'il faudra recourir, l'atrésie de l'urèthre ne permettant pas l'introduction d'un cathéter assez volumineux pour laisser passer les caillots.

Ne pourrait-on pas dans certains cas, par exemple chez les prostatiques rétrécis, dans les fausses routes chez ces mêmes rétrécis, faire l'uréthrotomie interne d'urgence, qui permettrait ensuite d'aspirer les caillots et de mettre la sonde à demeure et pourrait ainsi, tout en guérissant le rétrécissement ou l'accès de prostatisme, éviter une cystostomie toujours désagréable.

On n'a probablement jamais fait une pareille intervention, mais nous pensons, qu'à la rigueur, cela n'est pas insoutenable.

Il est à remarquer combien peu saignent les rétrécis jeunes, lorsqu'ils sont en rétention et distension, du fait de leur rétrécissement.

Quelle différence entre eux et les vieux prostatiques ? L'âge en est la cause.

Chez les premiers, le système vasculaire est peu développé et résistant ; chez les seconds, les vaisseaux de la vessie sont beaucoup plus nombreux, ils sont dilatés et plus friables. Ils saignent sous l'influence de la moindre cause.

Nous venons de parcourir rapidement les principales causes d'hématurie grave. Nous n'avons eu en vue que le traitement d'urgence. Partout pour réussir il nécessite les mêmes conditions : mise au repos de la vessie et évacuation de son contenu (urine, caillots, tumeur, calcul), quels que soient les moyens par lesquels on y arrive.

# CONCLUSIONS .

I. En présence d'une hématurie grave, il y a lieu d'établir le plus vite possible un diagnostic précis :

1° Sur le point des voies urinaires, source de l'hématurie : hématurie rénale, hématurie vésicale, hématurie intra-vésicale d'origine rénale, urétérale et prostatique :

2° Sur la cause de l'hématurie : traumatisme, inflammation, prostatisme, calcul, néoplasme, etc...

II. Il faut appliquer au traitement les principes généraux utilisables dans toutes les hématuries, et ne jamais oublier, surtout, que la vessie est un organe spécial qui demande, pour ne plus saigner, d'être constamment vide. Ces principes généraux ont pour fondement la physiologie pathologique de l'hématurie.

*Moyens médicaux.* — On peut et on doit tout d'abord essayer le traitement médical, mais il faut se rappeler qu'il reste souvent inefficace et que toute perte de temps est préjudiciable au malade.

La gélatine ne sera jamais employée, nous savons pourquoi ; le chlorure de calcium est insuffisant ; le perchlorure de fer demande de nouvelles études, il est cependant bien toléré par la vessie. C'est surtout au tannin (à 1/100), à l'adrénaline

(10 à 30 gouttes par jour, localement), à l'antipyrine (à 5 ou 10/100) qu'il faudra s'adresser. L'antipyrine surtout a des succès légitimes.

Dès qu'on aura acquis la certitude que ces moyens sont impuissants, il faudra s'adresser aux moyens chirurgicaux.

Il est évident, bien entendu, que pour que le traitement médical réussisse, il faut que la vessie ait été, au préalable, débarrassée de ses caillots.

*Moyens chirurgicaux.* — Le traitement chirurgical remplit deux indications capitales :

1° La mise au repos de la vessie ; on y arrive, suivant le cas pathologique, par la morphine, les instillations de nitrate d'argent, la sonde à demeure, l'ouverture de la vessie ;

2° L'évacuation de la vessie ; c'est tout d'abord à la sonde à demeure, à l'aspiration des caillots qu'il faut s'adresser.

L'aspiration est presque toujours efficace ; il est cependant des cas où elle ne produit pas l'effet demandé, soit qu'il existe une cause d'échec (rétrécissement de l'urèthre, caillots trop gros, état douloureux de la vessie, existence de nombreux graviers pouvant amener la formation d'une sorte de mortier...), soit même sans cause apparente.

Il faut alors recourir à la cystotomie ou à la cystostomie.

L'ouverture de la vessie est un puissant moyen d'hémostase ; on doit se rappeler pourtant que ce n'est pas un moyen infaillible : l'hémorragie peut continuer si elle est de source rénale ou si l'infection de la muqueuse vésicale est trop profonde. Reste la prostatectomie. Cette opération, pratiquée d'urgence pour hématurie grave, peut être, elle-même, cause d'hémorragie formidable, tout au moins par la voie hypogastrique. Malgré les succès de Nicolich, son emploi est trop hasardeux : il faut de nouvelles preuves.

III. Il faut tenir compte, dans le traitement de l'hématurie, des diverses maladies causales de l'hémorragie ou associées avec la cause de cette hémorragie, rétrécissement, calcul, tumeur, cystite...

Il est évident que, dans ces conditions, pour traiter rationnellement l'hématurie et surtout pour l'empêcher de se reproduire, il faudra soigner l'inflammation, enlever le calcul, extirper la tumeur.

Si, dans une hématurie d'origine quelconque, il existe un rétrécissement de l'urèthre assez étroit pour empêcher le passage d'une sonde convenable et fausser, par conséquent, la valeur de la sonde à demeure et de l'aspiration, c'est à l'ouverture de la vessie qu'il faut s'adresser.

Chacun des cas spéciaux demandera une médication appropriée. Il est évident qu'on ferait une grossière faute de thérapeutique, si, en présence d'une hématurie, on se précipitait d'emblée sur une solution d'antipyrine ou sur une sonde à demeure. La sonde à demeure, qui est le médicament du prostatique et de la fausse route, sera contre-indiquée dans la tuberculose vésicale, inutile dans le rétrécissement de l'urèthre.

La tuberculose vésicale pourra retirer quelques bénéfices de la mise au repos par la cystostomie ; il faut aussi dans ce cas instituer un régime réconfortant. La cystite blennorragique sera traitée efficacement par le nitrate d'argent. Les calculs de la vessie devront être, dans les cas d'urgence, enlevés par la taille ; la vessie sera laissée ouverte, si elle est enflammée.

Les néoplasmes pédiculés seront extirpés par la taille; les néoplasmes infiltrés, inopérables, bénéficieront de la cystostomie qui aura ici le double but d'arrêter les hémorragies et de calmer des souffrances intolérables.

# OBSERVATIONS

## OBSERVATION PREMIÈRE

(Inédite. — Due à l'obligeance de M. le docteur Escat)

Taille hypogastrique pour hémorragie vésicale consécutive à une fausse route
prostato-vésicale

Dans la nuit du 27 mai 1904, je suis appelé vers 11 heures du soir auprès de M. B..., âgé de 36 ans, hôtelier, cours Belzunce. Je trouve ce malade accroupi sur une cuvette, faisant de violents efforts pour uriner et ne réussissant qu'à expulser quelques caillots de sang. Il me raconte les faits suivants : Il est soigné en ville, depuis quelque temps, pour un rétrécissement ; à 4 heures de l'après-midi on l'a dilaté avec une bougie en gomme, mais on n'a pu pénétrer dans la vessie et il a senti un craquement dans le fondement ; il s'est écoulé quelques gouttes de sang par l'urèthre. Il est rentré chez lui, à pied, mais depuis ce moment il ne peut uriner et éprouve des besoins incessants et douloureux. Il fait appeler le confrère qui l'avait sondé : une tentative de cathétérisme avec la sonde n° 14 resta sans résultat.

Le malade est laissé en observation, mais, son état s'aggravant, je suis appelé auprès de lui.

C'est un gaillard très vigoureux et de santé habituelle parfaite. Il est pâle, anxieux, son pouls est petit et fréquent ; la
vessie remonte à l'ombilic ; elle est dure, ferme et probablement remplie de caillots.

La prostate est grosse et congestionnée.

Un explorateur à boule 16 est engagé, doucement, dans l'u-
rèthre. J'ai la sensation d'une longue fausse route sur le côté
droit de la prostate. Je réussis cependant facilement à passer
dans la vessie ; la boule revient pleine de sang noir. J'introduis
dans la vessie une sonde à béquille 18 montée sur mandrin
Béniqué, en suivant la paroi supérieure latérale gauche du canal. Grâce à cette sonde, j'évacue un demi-verre d'urine sanglante et j'aspire avec la seringue une énorme quantité de
caillots noirs. Malheureusement l'hématurie continue. Je dois
reprendre l'aspiration. Après avoir enlevé près d'un litre de
caillots, la sonde étant bien perméable, quoique laissant
échapper de l'urine sanglante, et le globe vésical étant affais-
sé, je cesse l'aspiration. Le malade a fait preuve d'une grande
énergie, mais il est évident qu'à moins d'arrêt définitif de l'hémorragie, la situation est menaçante. Je rentre chez moi à 2
heures du matin préparer les instruments pour une taille et
quérir mes aides. Une heure après je suis rappelé. Le malade
est plus mal ; la vessie remonte à l'ombilic. Je pratique une
nouvelle évacuation avec ma sonde aspiratrice à grande courbure Béniqué 20 ; la sonde évacuatrice 24 ne peut pas passer.
Malgré cette nouvelle évacuation considérable de caillots, le
suintement persiste.

Je fais entretenir la perméabilité de la sonde par de petites
injections et je décide la cystotomie. Le malade est exsangue,
a deux faiblesses inquiétantes ; le pouls est incomptable ; la
vessie se remplit de caillots. Je l'opère à 11 heures du matin,
12 heures après ma première visite, 18 heures après l'accident,

avec l'aide de mes confrères Besse et Roux-Lacroix ; ce dernier a la lourde tâche de l'anesthésie.

Incision des plans hypogastriques absolument exsangue ; incision rapide de la vessie. La vessie est pleine de caillots
noirs, visqueux, amalgamés en un seul bloc ; je la vide à
pleines mains et je me rends compte qu'aucun genre d'aspiration n'aurait pu extraire cette masse compacte. Aussi rapidement que possible je place l'écarteur de Legueu et j'éponge la
vessie ; j'aperçois immédiatement sur le côté droit du col, en
pleine base prostatique, une plaie losangique de la muqueuse,
d'environ 1 centimètre et demi de largeur. Au centre, on voit
une grosse veine déchirée. C'est évidemment l'ouverture vésicale de la fausse route uréthrale ; elle suinte encore, mais le
malade étant dans la position inclinée et exsangue, le retour
de l'hémorragie serait possible ; je pratique donc deux ligatu-
res profondes, au catgut, et je ferme ainsi la plaie vésicale. Le
suintement s'arrête.

Suture vésicale autour d'un gros drain ; grand lavage au nitrate d'argent au 1/1000. Une injection de sérum de 500 grammes, des piqûres d'éther et de caféine raniment le malade, qui
n'a pas perdu du sang du fait de l'opération.

Le soir à 5 heures et demie, le pouls est à 120, il est inter-
mittent et présente des pulsations avortées. T., 38°3. R., 20 ;
il y a 150 grammes d'urine et 300 grammes après. Un moment
je craignais l'anurie.

La figure est bonne, la langue humide. Dès que le malade
peut boire, je donne du thé au rhum, du champagne frappé et
de la caféine. Les suites sont bonnes ; j'enlève le drain vésical
18 heures après et je mets une sonde à demeure, à béquille 16,
montée sur mandrin. Jusqu'au 30 la température du soir atteint 38° : cette température    été due au fonctionnement in
suffisant du drain vésical.

La sonde à demeure est enlevée le 12ᵉ jour ; la vessie est fermée ; l'injection intra-vésicale ne sort pas ; il existe néanmoins un petit trajet sus-pubien sans urine.

J'abandonne le traitement au malade, qui va à la campagne. Je constate avant son départ que la prostate est atteinte de prostatite ; je lui fais faire des lavages sans sonde.

Quelques séances de dilatation et de massage ont rétabli le calibre peu étroit d'ailleurs et guéri la prostatite.

## OBSERVATION II

(Résumée. — Due à l'obligeance de M. le docteur Escat)

Hypertrophie de la prostate et calculs. — Rétention complète avec distension. — Hématurie avec rétention des caillots dans la vessie. — Taille hypogastrique, prostatectomie trans-vésicale. — Continuation et aggravation de l'hémorragie. — Mort

B..., âgé de 78 ans, prostatique en rétention complète , est sondé en ville pendant 15 jours : l'urine devient hématurique et fétide au bout de ce temps. Je suis appelé à ce moment : je constate un état infectieux des plus graves. P., 120 ; t., 36°7, langue sèche, urines hématuriques, putréfiées.

Exploration métallique révèle contact calculeux. Je constate l'impossibilité d'évacuer, par l'aspiration, la masse de caillots putréfiés qui encombrent la vessie. La sonde à demeure n'amène aucune amélioration.

La taille hypogastrique paraît la seule planche de salut. Opération le 10 décembre. La vessie est pleine de concrétions calculeuses fragmentées, englués dans une masse de caillots : il est évident que la taille seule pouvait évacuer ces corps

étrangers. Les calculs siègent dans une loge profonde, rétro-
prostatique. inaccessible aux sondes. Je me décide à enlever
la prostate par la voie transvésicale ; l'ablation est pratiquée
en 6 minutes, sans hémorragie notable. J'institue l'irrigation
continue de la vessie, mais 4 heures après l'opération, l'hémorragie vésicale continue. Je rouvre la vessie, j'enlève les nou-
veaux caillots formés, l'hématurie cesse, mais le malade n'u-
rine plus. Mort 18 heures après l'opération d'accidents dysp-
néiques, par infection et urémie.

## OBSERVATION III

(Inédite. — Due à l'obligeance de M. le docteur Escat

Rétrécissement de l'urethre. — Ancien électrolysé. — 10 jours de bougie fili-
forme sans résultat notable. — Uréthrotomie interne. — Hémorragie grave
arrêtée par sonde à demeure et aspiration des caillots.

T..., 47 ans. Electrolysé il y a 6 ans ; est resté 3 ans sans se
sonder ; arrive en rétention incomplète. Rétrécissement fili-
forme ; grandes difficultés pour passer une bougie, qui est
laissée à demeure pendant 10 jours et plusieurs fois renouve-
lée. Durant cette période la bougie, quoique ayant franchi le
rétrécissement et permettant la miction, n'a bien pénétré, à
fond, dans la vessie, que deux fois ; le rétrécissement est toujours aussi dur.

Ayant pu engager enfin un conducteur, je pratique l'uréthrotomie interne, sous chloroforme, le 11 octobre. Section
d'un large rétrécissement avec la grande lame de Maison-
neuve ; immédiatement saignement uréthral abondant. La
sonde à bout conique 15 passe très facilement, mais elle se bou-

che rapidement. Ne pouvant la déboucher, je l'enlève ; aussitôt un jet de sang d'environ 15 centimètres, rouge vif, jaillit par le méat. Je place immédiatement une sonde à béquille 20 qui s'engage bien, sans mandrin. L'hémorragie continue en avant, vers le méat, et en arrière, dans la vessie, remplissant cette dernière en quelques instants. Je pratique l'aspiration des caillots, espérant que « cette pluie d'orage » va cesser, mais la sonde se bouche de nouveau. Je suis forcé de l'enlever ; pendant ce temps l'hémorragie continue, très menaçante. Je replace la sonde, j'aspire les caillots ; peu à peu le saignement diminue. Je reste ainsi 3 heures auprès du malade, débouchant la sonde et aspirant les caillots. A partir de ce moment l'hémorragie a continué, soit par le méat, soit du côté vésical, jusqu'à 6 heures du soir, sans caractère grave. A 9 heures du soir la sonde se bouche ; je fais une nouvelle aspiration et j'amène un bol de caillots noirs qui, certainement, datent du début de l'hémorragie. De suite l'urine coule claire.

Suites régulières. Enlèvement de la sonde 48 heures après : un gros caillot se trouve moulé sur la sonde : il paraît répondre à la portion scroto-périnéale de l'urèthre. Injection d'adrénaline dans le canal. 15 jours après, dilatation effectuée jusqu'au n° 28, sans difficulté et sans saignement.

*Réflexions.* — C'est la première fois que j'ai une hémorragie grave après l'uréthrotomie interne ; j'ai la conviction que la sonde à demeure et l'aspiration des caillots m'ont permis de sauver le malade et d'éviter une opération non préparée, comme la cystotomie.

## OBSERVATION IV

Inédite. — Due à l'obligeance de M. le docteur Escat.

Hypertrophie prostatique chez un diabétique. — Rétention incomplète avec distension ; résidu 1 860 gr. — Hématuries graves à la suite de cathétérisme. — Bons effets de l'antipyrine, de l'évacuation progressive et de l'aspiration des caillots. — Guérison des accidents.

De R..., 55 ans, diabétique depuis 8 ans, soigné avec M. le professeur Combalat, se plaint de fréquence nocturne et diurne. Urine 5 litres avec 37 grammes de sucre par litre. Phimosis diabétique. Globe vésical dépasse l'ombilic ; prostate énorme, large et ferme. Evacuation partielle de la vessie pendant 4 jours. Au 1ᵉ jour, hématurie avec caillots exige aspiration ; l'aspiration a été faite avec une grosse sonde en soie. Dès ce moment, après chaque évacuation une solution d'antipyrine à 5/100 est laissée dans la vessie. Cette application donne un résultat remarquable au point de vue hémostatique et sédatif. On utilise en même temps l'urotropine et les lavages au nitrate d'argent. Au bout d'un mois de traitement le malade se sonde et se fait des lavages seul ; tous les accidents ont disparu.

## OBSERVATION V

(Inédite — Due à l'obligeance de M. le docteur Escat)

Hématurie rénale ; rétention vésicale avec caillots. — Guérison par le cathétérisme

X..., 57 ans. En mai 1902 est pris d'hématurie subite, indolente, à la suite d'une excursion. C'est la troisième hématurie depuis 8 mois. L'hémorragie est très abondante, avec caillots, et a rempli la vessie, déterminant une rétention complète. Le cathétérisme est fait avec une sonde molle, le malade refuse tout autre instrument. On évacue une certaine quantité de caillots ; le malade a pu ensuite uriner, tout seul, le reste. Au palper, on trouve le rein droit double de son volume. Quelque temps après il y a eu émissions de calculs. Plusieurs hématuries se sont produites depuis, mais sans rétention des caillots dans la vessie.

### OBSERVATION VI

Inédite. — Due à l'obligeance de M. le docteur Escat

Hypertrophie de la prostate ; cathétérisme sale depuis 5 ans. — Hématurie subite grave. — Guérison par le cathétérisme et les lavages au nitrate d'argent. — L'hémorragie ne s'est plus reproduite. — Survie du malade pendant 4 ans.

L...., 78 ans. Prostatique depuis 5 ans, se sonde avec toute la saleté possible, sans lavages. Il me fait appeler à 2 heures du matin pour rétention d'urine et hémorragie. La vessie est distendue, la prostate est énorme. Le cathétérisme n'est possible qu'avec un mandrin ; je retire deux litres d'urine sanglante noire ; la vessie continue à saigner abondamment pendant le lavage. Je pratique une désinfection soignée. Pendant la journée qui a suivi, 4 cathétérismes successifs ramènent toujours du sang. Sous l'influence du nitrate d'argent l'hémorragie s'arrête. Depuis cette époque il n'y a jamais plus eu de saignement grâce aux lavages nitratés quotidiens.

## Observation VII

(Inédite, résumée. — Due à l'obligeance de M. le docteur Escat)

Prostatisme aigu : rétention complète avec distension ; hématurie vésicale avec caillots. — Cathétérisme, aspiration des caillots. — Guérison complète de tous les accidents au bout de 15 jours.

L..., 79 ans, soigné en mars 1901, avec le docteur François. A déjà eu, il y a un mois, une hématurie légère. Actuellement rétention complète avec distension ; langue sèche depuis 24 heures. Évacuation avec la sonde bicourbée métallique. Aspiration des caillots : l'hématurie s'arrête aussitôt. Sonde à demeure, et 15 jours de cathétérisme régulier ont guéri complètement cette crise de prostatisme. La prostate est scléreuse, avec un lobe droit particulièrement gros.

## Observation VIII

(Inédite. — Due à l'obligeance de M. le docteur Escat)

Papillome de la vessie. — Hématurie grave. — Rétention d'urine et de caillots. Guérison des accidents par l'évacuation et l'aspiration. — Plusieurs rechutes guérissent de même. — Survie de 3 ans. — Mort de cancer de l'estomac en 1902.

G..., 76 ans, vient en août 1899, pour hématurie et rétention incomplète qui dure depuis 6 jours. Depuis 6 ans, il avait des hématuries intermittentes, avec alternative d'urines claires.

Actuellement vessie en distension moyenne et hématurie continue. J'évacue 300 grammes d'urine et de caillots putréfiés : le saignement s'arrête. En aspirant, j'amène un fragment de papillome (examen microscopique positif). Le malade, ayant refusé toute intervention, a vécu 3 ans avec des crises hématuriques légères, grâce à l'évacuation régulière et à l'antisepsie de la vessie. Il est mort d'un can er de l'estomac en 1902.

## OBSERVATION IX

(Inédite. — Due à l'obligeance de M. le docteur Escat)

Hypertrophie de la prostate ; uréthrorragie et hématurie. — Cathétérisme impossible. — Guérison sans intervention chirurgicale.

A.... 70 ans, soigné il y a 10 ans pour hématurie grave après voyage en chemin de fer. Depuis, plusieurs crises de prostatorragie. N'a jamais pu être sondé. Actuellement crise de prostatisme, la prostate est énorme ; la sonde molle de Nélaton est arrêtée dans la prostate ; uréthrorragie considérable ; nulle sonde ne veut passer et le saignement continue par le méat et dans la vessie. L'hémorragie est menaçante, mais le malade la considère comme un heureux événement, annonçant qu'elle sera suivie, comme toujours, d'une cessation des troubles de prostatisme dont il souffre. Le traitement médical suffit en effet pour arrêter les accidents (salol contre la cystite, bains, lavements chauds, lavements à l'antipyrine, lavements de laudanum). Le malade finit par expulser spontanément ses caillots : il vide complètement sa vessie ; rétablissement complet.

## OBSERVATION X

Inédite, résumée. — Due à l'obligeance de M. le docteur Escat.

**Tumeur de la vessie. — Hématuries répétées depuis 10 ans ; utilisation pallia-
tive du nitrate d'argent ; inefficacité de l'antipyrine, du tannin, du sérum
gélatiné, du perchlorure de fer.**

H..., 74 ans. Obèse inopérable, soigné depuis 10 ans pour
tumeur vésicale, diagnostiquée par le docteur Vigneron, de
Marseille. A eu des crises très graves. Tous les traitements
médicaux ont été utilisés sans succès particuliers ; les instillations de nitrate d'argent ont donné quelques résultats subit
Inefficacité du tannin, de l'antipyrine, du sérum gélatiné. Le
perchlorure de fer, en instillation à 1/100 et 1/50 n'a pas don
né de résultats sérieux, mais a été bien toléré.

## OBSERVATION XI

Inédite. — Due à l'obligeance de M. le docteur Escat.

**Cystite hématurique, rebelle aux instillations argentiques. — Intolérance absolue
de la sonde à demeure ; indication de taille hypogastrique. — Guérison par
injections de morphine.**

R..., 45 ans. Ancien syphilitique, a déjà eu il y a quelques
années cystite hématurique peu grave. Actuellement, en 1901,
fréquence, douleur, pyurie et hématurie vésicale depuis 5
jours. Urine à chaque instant, avec des contractions violentes.
il dit avoir eu un écoulement peut-être blennorragique il y a
15 jours et avoir fait des excès de table. On ne peut recueillir

de gonocoque. La prostate ne paraît pas spécialement atteinte ; exploration génitale et toucher rectal sans indications pré-
cises ; reins, palper négatif.

Les instillations de nitrate d'argent sont mal tolérées et pa-
raissent augmenter les contractures vésicales. Devant l'intensité des accidents et l'abondance de l'hémorragie, l'indication
de la taille se pose. On essaye encore les injections de morphine, suivant le conseil donné par Guyon, dans ces cas. Les
contractions de la vessie diminuent, et avec elles l'hématurie
fléchit et finit par cesser. La cystite a guéri assez rapidement
par un traitement médical, après 8 jours d'hématurie inquié-
tante.

### OBSERVATION XII

Inédite. — Due à l'obligeance de M. le docteur Escat.

Hypertrophie de la prostate. — Rétention complète avec distension : hématurie
uréthrorragie : infection et intoxication grave. — Guérison des accidents par
sonde à demeure, aspiration des caillots, nitrate d'argent.

M.... 85 ans ; me fait appeler, en 1901, parce qu'on veut lui
faire une cystostomie, selon la méthode de Poncet. Je trouve
le malade somnolent, la langue sèche, la vessie distendue, les
urines chocolat ; la prostate saigne au contact, elle est très
grosse et lobulée.

Après un mois d'alternatives inquiétantes pendant lequel
l'analyse d'urine a révélé une achlorurie extrême (1 gramme
en 24 heures), la sonde à demeure et l'antisepsie de la vessie
ont enrayé l'hématurie, l'infection. Le cathétérisme régulier et
antiseptique rétablit complètement la santé.

En 1903, nouvelle crise hématurique provoquée par le relâchement des soins antiseptiques ; rétention de caillots infectés. Les lavages, l'aspiration des caillots et 8 jours de sonde à demeure arrêtent l'hémorragie. Actuellement, en 1905, santé parfaite.

## OBSERVATION XIII

(In thèse Michon. Paris 1895.)

Hématurie d'origine vésicale. — Guérison par sonde à demeure.

Malade atteint de néoplasme de la vessie. La première hématurie remonte à 5 ou 6 ans ; depuis il en est survenu d'autres à intervalles assez éloignés. Trois semaines avant son entrée à l'hôpital — 18 mars 1895 — nouvelle hématurie, très abondante, avec caillots. Les premiers jours il y eut d'abord amélioration, mais bientôt, malgré une évacuation des caillots, le saignement s'aggrava. Le 20 mars, sonde à demeure pour faire cesser accidents fébriles. Les jours suivants, la coloration des urines alla en diminuant peu à peu, et le 2 avril, elles étaient absolument claires.

## OBSERVATION XIV

Cas de Zukerkandl. — In Thèse Michon.

Rétrécissement de l'urètre ; fausse route. — Taille, guérison.

Malade de 54 ans, ayant un rétrécissement de l'urèthre, s'était sondé lui-même : il se fit une fausse route et fut amené à l'hôpital dans le collapsus et avec une vessie distendue à l'extrème. A l'aide d'un cathéter, on retire un peu de sang, mais il est impossible d'extraire tous les caillots. Taille : on donne issue à plus d'un litre d'urine sanglante. On ne découvre pas la source de l'hémorragie, les veines de la vessie sont très dilatées. Guérison rapide.

## OBSERVATION XV

Résumé d'une observation communiquée au Congrès de chirurgie par M. Desnos, en 1896.

« Pour un cancer de la prostate, c'est l'hématurie qui m'a déterminé à pratiquer la cystostomie sus-pubienne ; cette intervention l'a presque instantanément arrêtée. Le malade opéré il y a 4 ans, vit encore, quoique très cachectique. La fistule hypogastrique n'a jamais cessé de fonctionner ; les douleurs et les hématuries n'ont plus reparu et le méat hypogastrique a certainement augmenté la survie ».

## OBSERVATION XVI

Cas de M. le docteur Spanton. — In the Lancet, 26 juillet 1904

Abcès de la prostate ayant ouvert une petite artériole ; hémorragie abondante avec distension. — Echec de l'aspiration : cystostomie. — Mort.

C. B..., 44 ans. Rétention complète. Cathétérisme 3 fois par jour. A la suite du dernier, hémorragie considérable. La vessie remonte à l'ombilic : sonde d'argent 8 introduite facilement, évacue de l'urine sanglante. Légère hypertrophie de la prostate, pas de température. Cathétérisme toutes les 8 heures, lavage à la teinture d'hamamélis à 1 pour 4 : l'urine devient claire. Le 9 juillet, sans cause, le dernier cathétérisme ayant été facile, on reconnut 4 heures plus tard, que la vessie était énormément distendue. On essaya d'évacuer, mais il sortit seulement quelques caillots.

Cystostomie sus-pubienne ; on évacue les caillots ; on reconnait un tout petit point saignant au niveau du col, qui fut touché au perchlorure de fer. Drainage. Mort 3 heures après.

*Autopsie.* — Abcès de la prostate, gros comme une noix, qui avait ouvert une petite artériole. Le malade était un hémophile.

## OBSERVATION XVII
### (in thèse Bahu)

Néoplasme vésical. — Hématuries abondantes. — Rétention. — Infection. — Cystostomie.

X..., femme de 70 ans, présentant depuis longtemps des hématuries.

Lorsque le docteur Lagoutte la vit pour la première fois, elle était dans un état d'infection urinaire et de rétention complète. T., 39°5.

Le 4 février, cystostomie sus-pubienne permettant de constater sur la paroi postérieure de la vessie une tumeur ulcérée de la largeur d'une pièce de 5 francs. Les accidents immédiats cessèrent et entre autres, les hématuries ; mais la malade, profondément cachectique et épuisée par une infection déjà ancienne, succombait 15 jours après.

## Observation XVIII

Recueillie dans le service du professeur Poncet. — In thèse Hahn

J..., 71 ans, clerc d'avoué, présente depuis des mois hématuries très abondantes.

Le malade a été vu par les docteurs Durand et Rafin. Douleurs peu vives, mais anémie considérable due aux hémorragies : actuellement le sang perdu est presque pur. La prostate est grosse ; rétention à peu près continuelle. Le diagnostic porté est celui de cancer prostato-vésical accompagné d'hématuries abondantes.

5 mai 1898. — M. Delore pratique la cystostomie sus-pubienne. La vessie est distendue par un litre environ d'urines sanglantes et fétides. Large bouche vésicale afin de bien mettre la vessie au repos. Lavages et pansement ordinaire. Sur le bas-fond vésical, immédiatement en arrière de l'urèthre, on a trouvé une tumeur, ulcérée, large comme deux pièces de 5 francs.

8 mai. — État général bon, souffrances diminuées ; plus d'hémorragies.

11 mai. — On enlève les fils. Le malade n'a plus d'hématuries, mais ressent toujours quelques douleurs.

26 mai. — On peut placer un appareil pour remédier à l'incontinence partielle des urines.

5 juin. — Le malade part chez lui ; il a engraissé et est presque méconnaissable.

20 juin. — Le malade est revu chez lui ; la plaie va très bien, mais vives douleurs par intervalles, avec quelques gouttes de

sang au méat uréthral et épreintes très pénibles. Depuis ce jour jusqu'au mois de novembre, le néoplasme suit une marche extensive vers le rectum et dans le petit bassin ; cachexie profonde, progressive.

Le 10 novembre, le malade meurt chez lui d'une syncope : pas d'autopsie.

Généralisation péritonéale probable ; mais depuis son : ration le malade n'a plus jamais eu d'hématuries.

# BIBLIOGRAPHIE

**Arduin**. — Contribution à l'étude thérapeutique et physiologique de l'antipyrine. Thèse Paris, 1885.

**Arthus**. — Recherches sur la coagulation du sang. Thèse doctorat ès-sciences naturelles Paris, 1900.

**Arthus**. — La coagulation du sang et les sels de chaux. Archives de physiologie, 1896.

**Bartrina**. - De l'emploi thérapeutique de l'adrénaline dans les voies urinaires. Ann. mal. org. génito-urinaires, 1902.

**Basy**. — Des hématuries d'origine prostatique. Presse médicale. Paris, 1897.

**Barancy**. — Propriétés hémostatiques du chlorure de calcium. Poitou médical. Poitiers, 1903.

**Benoit**. — Etude sur l'hématurie dans la rétention d'urine. Thèse de Paris, 1886.

**Ballacey**. — Etude sur l'antipyrine. Thèse de Montpellier, 1885.

**Breton**. — Etude physiologique et thérapeutique de l'antipyrine. Thèse de Montpellier, 1885.

**Brenta**. — Contribution à l'étude du perchlorure de fer. Thèse de Montpellier, 1897.

**Carnot**. — De l'hémostase par la gélatine. Presse médicale. 1897.

   — La médication hémostatique. Paris, 1903, Masson et Cie.

   — Indications et contre-indications de l'emploi du sérum gélatine comme hémostatique. Presse médicale. 1898.

**Castaing** — L'hémostase par les injections hypodermiques de sérum gélatine. Thèse de Bordeaux. 1900.

**Cartellier**. — Contribution à l'étude de l'adrénaline. Thèse de Lyon, 1903.

**Carnot et Josserand** — Sur la valeur hémostatique de l'adrénaline. Comptes-rendus hebd. Soc. biologie. 1902.

**Desnos.** — Congrès de chirurgie, 1898.

**Devaux.** — Etude sur l'antipyrine. Thèse de Nancy. 1883.

**Duplay et Reclus.** — Traité de chirurgie.

**Dujardin-Beaumetz.** — Dictionnaire thérapeutique. Art. chlorure de calcium.

**Escat.** — Des hémorragies rénales chez les prostatiques distendus. Thèse Paris, 1897.

— Rapport sur la prostatectomie. Société d'urologie. Paris, 1903.

**Forgue.** — Pathologie externe.

**Forgue et Boinet.** — Hématurie. Diction. encyclop. de méd. Paris, 1888.

**Guyon** — Hématurie rénale. Ann. malad. org. génito-urinaires. Paris. 1889.

— Traitement de l'hématurie. Ann. malad. org. génito-urinaires. Paris, 1889.

**Gobinet.** — Le chlorure de calcium dans les hémorragies. Thèse de Paris. 1902.

**Guyon.** — Leçons cliniques sur les affections chirurgicales de la vessie et de la prostate.

**Hahn.** — Du traitement des hématuries vésicales rebelles par la cystostomie sus-pubienne. Lyon, 1899.

**Hénocque.** — Des propriétés hémostatiques de l'antipyrine. Comptes-rendus Soc. biol. Paris, 1883.

**Josserand.** — Contribution à l'étude physiologique de l'adrénaline. (Travail du laboratoire de thérapeutique). Thèse de Paris, 1903.

**Lagoutte.** — Thèse de Lyon, 1891.

**Lèbre.** — Du tannin, de son emploi thérapeutique. Thèse de Paris, 1870.

**Lejars.** — Chirurgie d'urgence.

— Hématuries : hémorragies multiples : mort, calculs vésicaux. Progrès médical. Paris, 1885.

**Manquat.** — Thérapeutique.

**Michon** — Valeur thérapeutique de l'incision hypogastrique de la vessie. Thèse de Paris. 1904.

**Noguès.** — De l'emploi du sérum gélatineux dans les hématuries vésicales d'origine néoplasique. Ann. mal. org. génit. urin., 1898.

**Pimpot.** — Contribution à l'étude de la gélatine comme hémostatique (administration par la voie buccale). Thèse de Paris. 1902.

**Poncet** — Traité de la cystostomie sus-pubienne

**Régerat.** — De l'emploi de l'adrénaline en chirurgie urinaire. Thèse de Paris, 1903.

**Spenton.** — The Lancet, 26 juillet 1895.

**Trémollières.**— « Au point de vue hémostatique des coagulants d'a sang ». (chlorure de calcium, gélatine). Thèse de Paris, 1898.

**Vigneron.** — Diagnostic des hématuries traumatiques ; indications chirurgicales. Rev. internat. méd. et chir. prat. Paris, 189?

— Emploi de l'antipyrine comme analgésique vésical. Ann. mal. org. génito-urinaires.

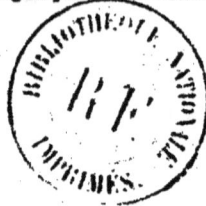

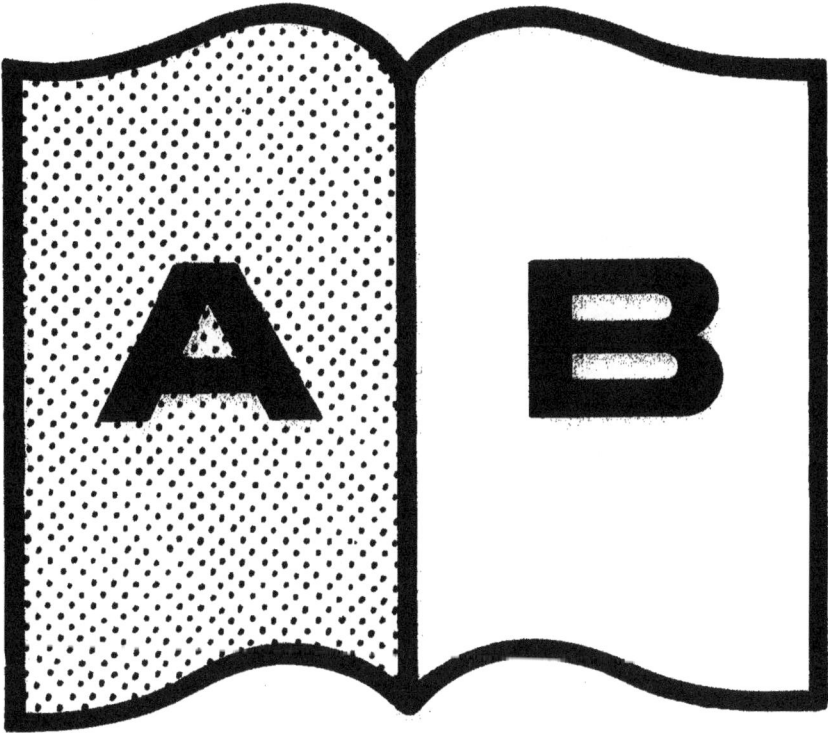

Contraste insuffisant

**NF Z 43**-120-14

www.ingramcontent.com/pod-product-compliance
Lightning Source LLC
Chambersburg PA
CBHW070817210326
41520CB00011B/1995